WITHDRAWN

La
RESPIRACIÓN
CONSCIENTE

Dr. O. Z. Hanish

La
RESPIRACIÓN
CONSCIENTE

Los 7 ejercicios de la respiración rítmica

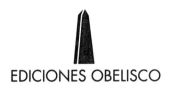

EDICIONES OBELISCO

Si este libro le ha interesado y desea que le mantengamos informado de nuestras
publicaciones, escríbanos indicándonos qué temas son de su interés (Astrología,
Autoayuda, Ciencias Ocultas, Artes Marciales, Naturismo, Espiritualidad,
Tradición...) y gustosamente le complaceremos.

Puede consultar nuestro catálogo en www.edicionesobelisco.com

*Los editores no han comprobado la eficacia ni el resultado de las recetas, productos,
fórmulas técnicas, ejercicios o similares contenidos en este libro. Instan a los lectores
a consultar al médico o especialista de la salud ante cualquier duda que surja.
No asumen, por lo tanto, responsabilidad alguna en cuanto a su utilización
ni realizan asesoramiento al respecto.*

Colección Salud y Vida natural
LA RESPIRACIÓN CONSCIENTE
Dr. O. Z. Hanish

1.ª edición: junio de 2013
2.ª edición: diciembre de 2014

Traducción: *Moriah Ferrús*
Maquetación: *Marta Rovira Pons*
Corrección: *M.ª Ángeles Olivera*
Diseño de cubierta: *Enrique Iborra*

© 2013, Ediciones Obelisco S. L.
(Reservados los derechos para la presente edición)

Edita: Ediciones Obelisco S. L.
Pere IV, 78 (Edif. Pedro IV) 3.ª planta 5.ª puerta
08005 Barcelona-España
Tel. 93 309 85 25 - Fax 93 309 85 23
E-mail: info@edicionesobelisco.com

ISBN: 978-84-9777-961-6
Depósito Legal: B-11.617-2013

Printed in Spain

Impreso en España en los talleres de Novoprint
c/ Energía, 53, St. Andreu de la Barca, 08740 Barcelona

INTRODUCCIÓN

Nuestro objetivo es el autocontrol, el control de los atributos del ser: el cuerpo, la mente, el alma y el espíritu. Para ello, debemos comenzar por la base, para ir ascendiendo progresivamente hasta los grados superiores, de manera segura y continua. No podemos comprender lo que significa la VIDA en toda su plenitud antes de que nuestro cuerpo sea capaz de manifestarla. Nuestro primer objetivo será, pues, controlar el cuerpo por completo, es decir, incluso en sus funciones orgánicas. La más importante de estas funciones y la primera que debe tenerse en cuenta es la respiración.

Todo ser vivo se vuelve consciente respirando, tanto es así que sólo se hace consciente cuando respira. Cuando respiramos conscientemente, cada vez nos volvemos más conscientes.

Sin embargo, a diferencia de otros seres vivos, sólo el hombre tiene la capacidad de controlar su respiración de manera consciente. El animal respira inconscientemente; su respiración está regida por el sistema nervioso simpático. El hombre, mientras no controle de manera consciente su respiración, acto que depende del sistema nervioso cerebroespinal, será esclavo de sus instintos y tendrá que enfrentarse a todas las influencias del medio, de la naturaleza, e incluso a las fuerzas cósmicas, que lo llevan y lo arrastran en contra de su voluntad. Sin embargo, es libre: puede gobernarse a sí mismo y no sólo controlar las influencias externas y evitar dichas prácticas, sino que puede transformarlas en su propio beneficio. Este control se logra únicamente a través de la RESPIRACIÓN CONSCIENTE.

Para conseguir el máximo beneficio de los ejercicios que describiremos, vamos a destacar algunos puntos de suma importancia.

La posición del cuerpo debe estudiarse y observarse con bastante cuidado. Tanto sentado como de pie, el cuerpo ha de estar totalmente recto, sin apoyarse en ningún lado. El cuerpo debe *estar del todo relajado*, excepto los músculos necesarios para mantener la posición, pero incluso estos no deben estar tensos y la actitud ha de ser relajada y distendida, con el abdomen contraído y los hombros cayendo de forma natural hacia atrás.

El hecho de levantar los hombros al inspirar no aumenta la capacidad, sino que denota un estado de tensión en el individuo. Se debe mantener el pecho tan alto y abierto como sea posible durante la inspiración y no dejarlo caer durante la espiración. Los pulmones deben poder moverse libremente en el interior de la caja torácica. Como resultado de la insuficiencia respiratoria, con frecuencia se forman adherencias entre los pulmones y la caja torácica, pero poco a poco van desapareciendo con la práctica consciente de estos ejercicios.

La inspiración se realiza siempre a través de las fosas nasales; la expiración también, salvo, por supuesto, en el canto, la recitación y en ciertos casos específicos. La entrada de aire en los pulmones no ha de ser resultado de la succión en la región de la nariz, sino del movimiento de los pulmones y los músculos del diafragma. No debemos, incluso cuando respiramos profundamente, oír el paso del aire por la nariz. Para inspirar, primero debemos tirar el diafragma hacia arriba, llenar los pulmones y, después, bajando un poco el diafragma, llenar el fondo. Para espirar, primero hay que vaciar la parte baja, retirando el diafragma, y seguidamente la parte superior, sin dejar caer la caja torácica, que queda abombada como una coraza.

La respiración es el principio fundamental de la vida, y el ritmo de la inspiración y la espiración, con su tiempo de retención y de parada, determina el bienestar físico, emocional y mental.

En general, no inspiramos lo suficiente como para revitalizar el cuerpo y no espiramos durante el tiempo necesario como para expulsar de los pulmones el dióxido de carbono y otros gases, que permanecen estancados e impiden la purificación de la sangre.

Siempre que se sufre de malestar físico, dolor y enfermedad se descubrirá la falta de actividad en la espiración. La acumulación de ácido carbónico no sólo impide la oxigenación de la sangre, sino que la intoxica con la combinación de este gas con los depósitos de sustancias corruptas, mórbidas y ácidos.

En caso de malestar físico o enfermedad, lo primero que se debe hacer es recurrir de inmediato al *Ejercicio de espiración «Yima»*, que traerá consigo un alivio inmediato. No pretendemos que erradique la enfermedad, pero detendrá los efectos hasta que se pueda recurrir a otros medios naturales.

EJERCICIO DE ESPIRACIÓN «YIMA» (REVELADOR)

En primer lugar, *relaja* cada parte de tu cuerpo, tanto si estás de pie como si estás sentado o acostado. Abre el pecho y mantén estos músculos bajo control, mientras el resto está relajado. *Espira lentamente*, sin mover el pecho.

Vacía los pulmones por completo hasta que te parezca que no puedes espirar más. Entonces *detén* cualquier acción y no te muevas. Céntrate en este estado de reposo absoluto y cuenta en silencio hasta 10, 15 o incluso 20, pero *sin forzar*; tal vez también puedas recitar mentalmente un poema (o un mantra, un *patet*…). A continuación, *inspira* profundamente por la nariz, pero sin forzar, con facilidad, y comienza de inmediato a espirar lenta y profundamente. Retén la respiración durante el mismo intervalo de tiempo, inspira de nuevo y repite el ejercicio cuatro veces seguidas, lo que hará un total de cinco veces.

Es aconsejable repetir todo el ejercicio por lo menos cada dos o tres horas.

Si padecemos trastornos nerviosos, o tenemos imposibilidad de desarrollar nuestras capacidades o emplear nuestros conocimientos, ya sea por timidez o indecisión, es que la inspiración es demasiado débil y nuestra dinamo no tiene el poder de despertar las vibraciones mentales y armonizarlas con las emanaciones de la individualidad.

EJERCICIO DE INSPIRACIÓN «AIRYAMA» (INSPIRADOR)

Relaja todos los músculos, abre el pecho y mantenlo así durante todo el ejercicio. *Inspira* por la nariz lenta y profundamente. Cuando creas que los pulmones se hayan llenado por completo, trata de inspirar aún un poco más, pero sin tener que hacer esfuerzos. *Retén* la respiración y *detén* cualquier movimiento, mientras cuentas mentalmente hasta 15, 20 o más, o recitas mentalmente un poema. A continuación *espira* poco a poco, sin prisas, a fondo, e inmediatamente inspira de nuevo muy despacio. Retén la respiración durante el mismo tiempo, y haz este ejercicio de tres a cinco veces, teniendo cuidado de no mover los pectorales, una vez que el pecho se haya ensanchado al principio del ejercicio.

Realiza este ejercicio antes de iniciar un trabajo intelectual o antes de tomar una decisión importante. Evita hacerlo más de tres veces al día y, sobre todo, después de comer.

El efecto de estos ejercicios se incrementa, en especial en lo referente a la purificación de la sangre y los nervios, cuando se combina con la recitación de mantras o de *patets*. Para reactivar las vibraciones propias al mismo tiempo que el interés en el tema, practicaremos la espiración recitando con un soplo los mantras que se muestran a continuación, como ejemplos.

Por tanto: inspira durante cuatro segundos, recita el verso de una vez, inspira otra vez durante cuatro segundos, y vuelve a empezar de nuevo por lo menos en dos ocasiones. Recita la primera vez en voz alta, para estimular la parte física del ser. La segunda, a media voz, para despertar la parte psiconerviosa, y una tercera vez en voz baja, para establecer la conexión entre la mente y el espíritu, que tiene su sede en el corazón. Tienes que centrar el pensamiento en el significado de las palabras: recita con rapidez, pero articula con precisión cada sílaba, moviendo los labios, tanto en voz baja como en voz alta. Da énfasis en ciertas ocasiones a una palabra importante y a veces a otra.

Si te falta el aliento para completar la recitación, presiona firmemente los labios durante unos instantes, y esto te permitirá continuar. De esta manera, podrás «orar sin cesar», es decir, sin tomar aliento.

Contemplación

Recuerda que en tu cuerpo mora un Dios.
Que ese templo permanezca exento de toda impureza.
No ofendas al Dios en ti cediendo ante los deseos,
y menos aún torturando con suspiros injustos.
Dios vino para ver con tus ojos el mundo cara a cara,
y tú debes, con un hálito puro, darle las gracias.
Él es el que cree en ti, el que siente,
piensa y habla noche y día,
así que ve, se siente, piensa y habla en Su amor divino.

Aquí se puede practicar tomando al principio sólo dos versos cada vez, luego cuatro, y finalmente, con un poco de práctica, todo entero en un solo aliento.

Realización

Abre, oh Sol, sostén del mundo,
las puertas de la Verdad,
que tu cáliz resplandeciente oculta.
Suaviza el brillo de tu esplendor supremo
a fin de que perciba tu Ser verdadero.
Condúceme de lo irreal a la realidad
y desvela las ilusiones mágicas
de los mundos fenoménicos,
a fin de que encuentre el camino de la Realización.

Seguridad

Padre Nuestro que estás en la Paz,
que Tu nombre sea proclamado, que llegue Tu reino,
que tu voluntad se encarne en la tierra como en los cielos.
Concedernos hoy Tu palabra y olvida nuestras ofensas,
a fin de que olvidemos a los que nos ofendieron.
Dirígenos en la tribulación y libéranos del error.
Amén.

Patet avéstico

Alabamos todo el bien en pensamiento, el bien
en palabras, el bien en actos, pasado, presente y futuro.
Sostenemos lo puro y todo lo que es excelente.
¡Oh Maestro-Pensamiento, ser bienaventurado y veraz!
Aspiramos ardientemente a pensar, decir y hacer
lo más apropiado para preservar
nuestras vidas y hacer todas las cosas perfectas.
Espíritu Santo, que impregnas las esferas celestes
y terrestres, por el amor de nuestras mejores acciones,
te adoramos con insistencia: concedernos campos
bellos y fértiles, sí, concédeselos a todos los hombres,
creyentes y no creyentes,
a los ricos y a los que nada tienen.
Yatha Ahou Vaïryo.[1]

---

1. *Amén* significa 'en verdad'. *Yatha Ahou Vaïryo:* 'según el Orden Superior'.

Para variar, también se podrán escoger poemas de un carácter más alegre y edificante, como, por ejemplo, estos de Omar Khayyam:

No malgastes tu vida con vanas disputas
y no discutas ni argumentes sobre la Verdad.
Los argumentos y los debates
sobre las costumbres y la religión
convierten en loco al sabio y al ignorante en bruto.

Un Respirar santo separa la fe de la desconfianza.
Un Soplo divino divide entre la duda y la creencia.
Toma, pues, tu Soplo y vive feliz, pues en la vida
sólo un Respirar divino mantiene a la muerte a distancia.

Aquí abajo, entre los hombres, sólo he visto
a dos que fueran felices: primero los elegidos,
que habían concebido los grandes Misterios de la Vida,
y los otros, los locos, que nunca se enteraron de nada.

He buscado el Destino, el Paraíso, el Infierno
hasta el fondo de los cielos, por aquí y por allá.
«¡Amigo mío, busca en ti mismo! —dijo la Voz del Silencio—,
pues en ti están el Destino, Paraíso y el Infierno».
Al despuntar el día, cuando luce la aurora,
bebo mi Copa de Rubíes ante Aquel
que posee la llave de los Secretos, y rezo
para que me permita realizar mis sueños de la noche.

La hipocresía es lo que más les gusta a las masas.
Tú sigue a Dios, pues Su favor no es fugaz.
¡Para qué afanarse! Sigue tu propio camino,
O habrás de seguir aquel que te trazó el Destino.

LA RESPIRACIÓN RÍTMICA

Las enseñanzas Mazdaznan parten del principio de que tenemos menos necesidad de adquirir nuevos conocimientos que de despertar la conciencia de nuestros propios poderes latentes.

Estos ejercicios están destinados, como todo el ARTE DE RESPIRAR Mazdaznan, a personas de todas las edades y todas las condiciones. Pero si empezamos desde jóvenes a controlar nuestra respiración consciente y a respirar de manera lenta y profunda, sufriremos menos las consecuencias que necesariamente conllevan este abandono.

Cuando estas prácticas sencillas hayan cumplido su cometido, las personas que reflexionan y buscan un progreso individual continuo se darán cuenta de la necesidad de una formación sistemática y estarán dispuestas a cultivar la *respiración rítmica*.

A continuación se muestra una breve descripción de los *ejercicios de respiración rítmica Mazdaznan*, un resumen sencillo y sin contexto alguno, que tiene como objetivo principal servir como recordatorio para aquellos que ya han estudiado las enseñanzas Mazdaznan.

Recordemos que estos ejercicios rítmicos son valiosos talismanes que debemos a la sabiduría de los antiguos persas, tesoros que no debemos subestimar y de los cuales nunca hay que hacer un mal uso. Estos ejercicios han sido ampliamente imitados y copiados por muchos sistemas y escuelas. Es bueno recordar este simple hecho: la falsificación nunca tiene el mismo valor que el original.

Todo lo que necesitas para tener éxito es mostrar buena voluntad, apertura y el sentido común tanto en el estudio como en la práctica.

No realices *ninguno* de los siete ejercicios de respiración rítmica si estás sufriendo, te sientes inarmónico, crítico, nervioso o tenso. Antes de empezar, debes gozar siempre de un estado de bienestar y de paz mental, ya sea a través de un ejercicio de espiración (*Yima* o una recitación), por otros ejercicios (glandular, relajación, impostación de la voz, cantos...) o por el ejercicio preliminar de relajación y concentración que se describe a continuación. Fíjate muy bien en las posturas que se describen, ya que cada pequeño detalle es importante.

EJERCICIO PRELIMINAR
DE RELAJACIÓN
Y CONCENTRACIÓN

Para empezar, colócate en una postura en la que te encuentres relajado, sentado en una silla, de espaldas a la luz. Siéntate en la parte posterior de la silla, pero sin apoyarte en el respaldo, de manera que los pies reposen planos en el suelo. Los muslos han de quedar en posición horizontal y paralela. Mantén la espalda recta y deja caer los hombros hacia atrás de manera natural. El pecho ligeramente convexo mantendrá esta posición durante todo el ejercicio, sin que se hunda. El abdomen contraído, los ojos abiertos y la mirada centrada en la punta de la nariz. Los brazos descienden a lo largo del cuerpo, colocamos las manos sobre los muslos, con los dedos pulgares hacia dentro, los dedos abiertos y relajados, con el pulgar en forma de V. Los pies también forman una V y los talones no deben tocarse. El pie izquierdo debe estar ligeramente más adelantado que el derecho. Toda la postura debe ser del todo recta, sin ninguna rigidez.

Inspira por la nariz, de forma rápida y profunda, y espira también por la nariz, como si empujaras un profundo suspiro. Inspira de inmediato de la misma manera, espira, espira…, seis o siete veces, con el fin de ventilar los pulmones a fondo, y termina con *una espiración muy larga*.

Durante esta larga espiración, se procede a la relajación completa del cuerpo y el cerebro. Examina cada parte de tu cuerpo dejando atrás cualquier tensión nerviosa de las extremidades hacia el centro de gravedad, que es el corazón.

Centra tu atención en la punta del pie derecho, y después asciende con el pensamiento a lo largo del pie, la pierna y el muslo, hasta llegar al tronco. (Cuando estés a punto de quedarte sin aliento, inspira con rapidez y continúa con la relajación espirando lentamente). Relaja de la misma manera el brazo derecho, subiendo poco a poco con el pensamiento, desde las yemas de los dedos hasta el hombro.

Luego, en el cerebro, interrumpe cualquier idea, cualquier inquietud, cualquier preocupación; simplemente deja de pensar. Relaja la cara, los ojos, la mandíbula, los labios, la garganta, el cuello y la lengua, que debe reposar en la cavidad de la mandíbula, en concreto, la punta sobre los incisivos inferiores. Los labios deben estar cerrados, pero no apretados, los dientes separados y el mentón hacia atrás. Toda la cara expresa un estado de total independencia. Elimina, tanto de la mano como del pie izquierdos, de la misma manera que ya has hecho en la zona de la derecha, toda la tensión nerviosa de los extremos hacia el centro. Para terminar, relaja todas las vísceras, y centra toda la atención en el corazón, el asiento de la individualidad, teniendo en cuenta únicamente una cosa: YO SOY. Detén todo. Mantén unos instantes de silencio absoluto y luego inspira de nuevo, como de costumbre. Con un poco de práctica, será posible la relajación y la concentración completas en una única espiración, y también, si es necesario, en otras posturas (de pie, tumbado, sentado en la postura del loto, de rodillas…).

Es necesario que el pecho esté levantado, para así aumentar la capacidad de la caja torácica, en la que los pulmones actúan y se mueven. Cuanto más fuertes tengamos los pectorales, nuestra dinamo se volverá más poderosa, y nuestros pulmones podrán captar cargas elementales y elementos atómicos (*Ga-Llama*), que son atraídos en la pleura, y después, convertidos químicamente, se vierten de nuevo en la sangre arterial para completar la purificación y corregir el equilibrio de las células rojas y blancas, de las cuales depende el campo magnético sanguíneo.

Los glóbulos transportan estos nuevos productos químicos y los distribuyen por los ganglios del sistema nervioso (*baterías*), donde se transformarán una vez más, y desde allí de vuelta a la pleura para recargarse de nuevo. Una vez convertidos, alimentarán las glándulas. Los diversos sistemas glandulares actúan sobre estos cuerpos, los mejoran, los transforman, los dividen y los mezclan con las vitaminas obtenidas a través de la digestión para crear nuevas formaciones (*hormonas*).

Estas secreciones «internas» son absorbidas por la sangre. Los residuos regresan a la sangre venosa para ser eliminados a través de la espiración, mientras que las secreciones «externas», las más volátiles, de las glándulas entran por ósmosis a través del tejido celular hasta a la pleura, donde, una vez reoxigenadas, se transforman en éteres orgánicos destinados al abastecimiento de la materia gris del cerebro. Esto, estimulado por la aportación de este éter, emite ondas electromagnéticas que reaniman las células del cerebro y despiertan inteligencias que habían estado inactivas hasta ese momento.

LOS 7 EJERCICIOS DE LA RESPIRACIÓN RÍTMICA

PRIMER EJERCICIO
DE RESPIRACIÓN RÍTMICA

Siéntate en una silla y colócate tal y como se describe
en el *Ejercicio preliminar de
relajación y concentración*. Da
la espalda a la luz. Coloca a
la altura de los ojos, a la distancia de un metro y medio a
dos metros, un objeto oscuro
que no sugiera ninguna idea,
como un círculo de papel negro del tamaño de una mone-

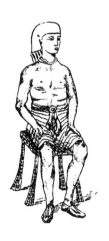

da, sobre un fondo claro, pero no deslumbrante. Fija
tu vista en este círculo, no alejes la mirada, pero no

mires fijamente (los músculos del ojo han de estar relajados) y evita parpadear.

Con esta postura, adquiere un estado de relajación y concentración, expulsa de los pulmones todo el aire que puedas, sin que ello conlleve ningún esfuerzo. Inspira por la nariz, con suavidad, pero a fondo, con un ritmo preciso, durante siete latidos del corazón (más o menos unos siete segundos). Llena primero la parte superior de los pulmones bajando el diafragma, y después el resto, bajándolo un poco más. Retén la respiración durante una pulsación.

Sigue el mismo ritmo de siete latidos durante la espiración, vaciando primero la parte baja y, a continuación, la parte superior de los pulmones, sin dejar bajar el pecho. (Inspira y espira siempre por la nariz). Retén la respiración una pulsación, inspira durante otras siete y así sucesivamente. Controla el diafragma y los músculos del pecho, de manera que no existan paros, movimientos bruscos o precipitación. Toda la respiración debe tener la flexibilidad de una ola en una marea tranquila que sube y baja.

Mientras inspiras el soplo vital, dirige la mirada una vez tras otra hacia el círculo oscuro, concentra tu espíritu en la respiración, en *Ga-Llama*, el principio vital concentrador; sigue mentalmente el flujo que penetra en tu nariz, que desciende por la traquea, que se expande por los pulmones y, cuando espiras, advierte cómo el reflujo recorre el sentido inverso.

Realiza este ejercicio durante un máximo de tres minutos, lo que hace un total de doce respiraciones completas. En general, siete respiraciones son suficientes. Si, durante el ejercicio, la concentración se reduce o por tu mente pasan ideas extrañas, es preferible interrumpir el ejercicio y empezar de nuevo la relajación. Si no puedes mantener la concentración, detén el ejercicio rítmico y reanúdalo más tarde.

Poco a poco hay que acostumbrarse a respirar al ritmo de 7, 1, 7, 1. Si en un primer momento los siete tiempos te cansan, inspira y espira sólo durante 4 o 5 pulsaciones, mantén y detén durante una pulsación, hasta que tus pulmones estén cansados. Para no tener que estar contando los tiempos, canta mentalmente la escala de do mayor, ascendente durante la inspiración y descendente durante la espiración.

Cuando respires, ten en cuenta que la respiración es el agente vital por excelencia y que la respiración consciente tiene como objetivo enriquecer de manera indefinida tu conciencia individual. Si únicamente realizas el ejercicio, sin la concentración, obtendrás un efecto superficial. Por otra parte, la concentración sin el ejercicio no proporciona ningún resultado duradero.

Realiza el Primer ejercicio rítmico una vez al día, sobre todo por la mañana en ayunas. Evita hacerlo después de las comidas, o espera al menos media hora.

Puesto que vivimos en el mundo objetivo de los fenómenos, con el cual nos conectamos a través de los sentidos, es preciso que entrenemos los poderes de estos sentidos a su máxima potencia. El hombre tiene doce sentidos: vista, oído, olfato, gusto, tacto, sentimiento, intuición, transmisión de ideas, telepatía, discernimiento espiritual, conocimiento y realización.

El primer ejercicio rítmico está destinado a desarrollar y perfeccionar el sentido de la vista y el de la clarividencia, la cual está relacionada con el plano mental. Con esto, pronto aprenderás a distinguir la verdad de la falsedad, la luz de las tinieblas y la riqueza de la pobreza.

SEGUNDO EJERCICIO
DE RESPIRACIÓN RÍTMICA

Colócate de pie, con los brazos colgando a los lados de manera natural, la cabeza erguida, el mentón
retraído, con una expresión de independencia y la mirada centrada
en horizontal hacia un objeto oscuro a la altura de los ojos, a unos
dos metros de distancia (el mismo
objeto redondo negro que utilizaste
pera el primer ejercicio). El cuer-
po, aunque esté recto, se encuentra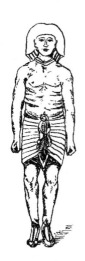
completamente relajado. La columna vertebral, que
alberga la médula espinal, que es el canal central y

sede del *estado de ánimo*, está firme y derecha. El peso del cuerpo reposa sobre la planta de los pies, no sobre los talones. Las piernas no deben estar tensas. Las rodillas están ligeramente flexionadas durante todo el ejercicio. La rigidez en las piernas se transmite a la actitud y provoca en particular problemas en los órganos que se encuentran en el abdomen.

En esta actitud, realiza, para empezar, el *Ejercicio preliminar de relajación y concentración*. Retén la respiración algunos instantes, y después respira rítmicamente, siguiendo el ritmo de 7 pulsaciones para la *inspiración*, una para la *retención*, siete para la *espiración*, y otra para la *pausa*.

Durante la inspiración, elévate poco a poco sobre la punta de los pies, hasta que percibas que el peso del cuerpo sólo repose sobre los dedos de los pies: no tenses las rodillas. Al mismo tiempo, cierra los puños y apriétalos progresivamente lo más fuerte que puedas, observando que aparte de las manos ningún músculo del cuerpo debe estar tenso. Ten cuidado con el mentón. Conserva en el rostro una expresión distendida. Durante la espiración, desciende hasta la posición inicial, sin dejar caer los talones, que deben tocar el suelo, pero sin soportar ningún peso. Al mismo tiempo, destensa los puños y relaja del todo las manos.

Este ejercicio debe durar un máximo de *tres minutos*. Con respecto a la concentración, seguimos las indicaciones que se proporcionaron para el primer ejercicio. Se puede realizar el *Segundo ejercicio rítmico* dos veces al día, preferentemente por la mañana y por la noche, pero nunca después de haber comido. Por otro lado, se puede realizar el *Primer y el segundo,* uno después del otro, siempre que se haya practicado el *Primer ejercicio* durante al menos quince días seguidos y que se esté suficientemente preparado para realizar las respiraciones de siete en siete segundos (pulsaciones).

También se puede realizar el ejercicio *andando*, contando los pasos. Hay que caminar sobre la planta de los pies, no sobre los talones, con un ritmo ligero y confortable. Dirige la mirada en dirección horizontal y no te distraigas con nada. Si el ritmo de siete en siete pasos te cansa al principio, practica primero contando cada cuatro o cinco pasos.

El *Segundo ejercicio rítmico* normaliza la circulación y la distribución de los nervios en las piernas, y tiene como objetivo principal desarrollar el sentido del oído y el discernimiento espiritual.

TERCER EJERCICIO
DE RESPIRACIÓN RÍTMICA

Siéntate en una silla, dando la espalda a la luz, como en el primer ejercicio rítmico. Intenta que tu actitud exprese resolución, que tus dientes no entren en contacto y que la lengua repose relajada en la mandíbula. Esto contribuye a fortalecer la laringe, con lo que al cabo de un tiempo tu voz será más clara y melodiosa.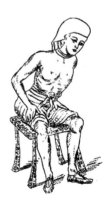

A la distancia de un pie delante de la punta de tu pie, es decir, lo más próximo que puedas ver en esta postura cuando bajas la mirada sin mover la cabeza, coloca un objeto pequeño oscuro, como una moneda poco brillante o el círculo negro. Dirige la mirada hacia él, pero sin fijarla. Los ojos deben estar en reposo. Todo ha de estar distendido; sólo la columna vertebral debe estar firme y derecha.

Empieza con el *Ejercicio preliminar de relajación y concentración*. A continuación, inspira lenta y profundamente durante siete pulsaciones, concentrando tus pensamientos en esta expresión: «Respiración es vida», acentuando mentalmente la primera palabra. Durante la inspiración, inclina poco a poco el busto hacia delante de una vez, sin perder de vista el objeto oscuro que está en el suelo. Este movimiento se produce en la pelvis como si se tratara de una bisagra; la espalda no debe doblarse y la cabeza debe mantener su posición en relación al busto. Inclínate hacia delante hasta tocar, si es posible, las piernas con las costillas flotantes.

Durante los cuatro, cinco, o hasta siete segundos de retención de la respiración, permanece inclinado hacia delante y repite mentalmente: «Respiración es vida». Durante los siete tiempos de la espiración rítmica, vuelve a la posición inicial, sin perder de vista el objeto que está en el suelo y repitiendo mentalmente la palabra maestra: «Respiración es Vida».

El *Tercer ejercicio rítmico* se puede realizar hasta tres veces al día, pero nunca más de tres minutos seguidos. En general, con una vez es suficiente. Este ejercicio, que fortalece la concentración mental y desarrolla la memoria, gracias a la compresión de la respiración en la región superior de los pulmones, está muy indicado antes de un trabajo mental. Hay otro que tiene como objetivo desarrollar el bulbo y los nervios olfativos, lo que agudiza los sentidos del olfato (orientación, aromas), y la realización.

Variante

En vez de centrar la mirada en un objeto oscuro en el suelo, se puede dirigir hacia la punta de la nariz, sin bizquear. Durante la inspiración, acompaña la corriente ascendente de la emanación a la largo de la médula espinal, elevando la mirada progresivamente hacia el centro de la frente, y llevándola durante la espiración hacia la punta de la nariz. Este movimiento de los ojos debe ser continuo, sin ninguna inestabilidad ni tensión en las órbitas. Acompaña y sostiene los intercambios entre el corazón, sede de la *individualidad* y sus *emanaciones*, y la hipófisis (glándula pineal), centro del *estado mental*, por medio del canal medular, sede del *estado de ánimo*.

CUARTO EJERCICIO
DE RESPIRACIÓN RÍTMICA

El ejercicio siguiente se puede realizar cuatro veces al día, con la cara hacia el sol. Por la mañana, se debe estar orientado hacia el este, y al mediodía hacia el sur. Por la tarde, hacia el oeste y por la noche hacia el norte.

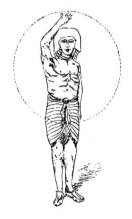

Colócate de pie, como en el *Segundo ejercicio*. Empieza con el *Ejercicio preliminar* y relájate y concéntrate. Entonces inspira, levantando al mismo tiempo el brazo derecho hacia el lado, y hazlo girar delante de tu cuerpo con un movimiento giratorio continuo. Una rotación por pulsación de corazón. Haz que realice 6 (o 7) rotaciones *inspirando*, y 6 (o 7) rotaciones *espirando*. Después de la rotación número doce (o catorce), da media vuelta *inspirando*, detén el brazo en lo alto, retén la respiración, cierra el puño firmemente y, todavía reteniendo la respiración, con una rápida flexión del torso hacia delante, toca el suelo con el puño, con todo el peso del cuerpo, sin flexionar las rodillas. Enderézate con rapidez, y, entonces, espira con tranquilidad, dejando que baje el brazo con una media rotación hacia atrás, como si fueras un péndulo.

Cuando acabes el ejercicio con el brazo derecho, inspira de nuevo profundamente, y después haz justo lo mismo con el brazo izquierdo, *subiendo siempre por detrás y descendiendo por delante del cuerpo.* 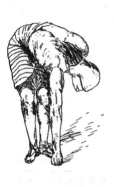 En general, se repite la vuelta una segunda vez, y después una tercera, alternando siempre primero la derecha y después la izquierda.

Presta atención a que el brazo derecho suba de lado, ni hacia delante ni hacia atrás, con la palma de la mano derecha hacia atrás, hasta que una rotación automática del puño la lleve hacia la parte posterior; tenlo lo más alto que puedas y bájalo delante del cuerpo, con la palma hacia el cuerpo. La mano ha de estar abierta y distendida y debe describir un círculo perfecto. Este movimiento del brazo tiene que ser completamente relajado, no hay que realizar ningún esfuerzo ni tensión en el brazo y la rotación ha de realizarse como un rodamiento en la junta del hombro, como si el brazo girara automáticamente sin darnos cuenta.

Acuérdate de que la flexión se realiza únicamente en las caderas. No dobles la espalda, pero sitúa el busto hacia delante, con las piernas extendidas, sin poner muy rígidas las rodillas. Si, al principio, no llegas a tocar el suelo con el puño, dóblate hasta donde puedas.

El *Cuarto ejercicio rítmico* se puede hacer después de cenar, ya que facilita la digestión, gracias a su acción sobre el sistema parasimpático. Pero éste no es su principal objetivo: este ejercicio consolida la *voluntad* y desarrolla el sentido del *gusto* y la *telepatía*, que corresponde al gusto sobre el nivel psíquico. La orientación del cuerpo hacia los puntos cardinales, la rotación del brazo y la respiración rítmica, combinados, establece la conexión con el campo electromagnético terrestre y solar, y contribuye a armonizar al individuo con las leyes universales.

QUINTO EJERCICIO
DE RESPIRACIÓN RÍTMICA

Colócate de pie, con la espalda hacia la luz, y la mirada reposando en el círculo negro a la altura de los ojos, como en el *Segundo ejercicio*. En esta posición, realiza el *Ejercicio preliminar de relajación y concentración*. Luego coloca los brazos hacia delante en posición horizontal, por la fuerza de la voluntad, que es el pensamiento de: «¡Así sea!». Los brazos deben estar distendidos y las manos sueltas, colgando.

Todo el cuerpo tiene que estar relajado; sólo la columna vertebral debe seguir estando firme y derecha. Al mismo tiempo, *inspira* rítmicamente durante siete pulsaciones y tensa los músculos de los brazos, sin crisparlos. La tensión sólo va del hombro a la muñeca, mientras que las manos están ligeras. *Retén* la respiración; los brazos deben estar tensos durante tres o cuatro pulsaciones, y, a lo largo de los siete tiempos de la espiración, afloja poco a poco los músculos, gracias al poder mental, sin mover los brazos. *Retén* la respiración tres o cuatro tiempos, y reinicia la misma acción dos veces más. Realiza tres inspiraciones y tres espiraciones. A la cuarta inspiración, lleva los brazos de lado en horizontal, aunque sea ligeramente hacia atrás, y sigue tendiéndolos y aflojándolos una vez tras otra con la inspiración y la espiración. Las manos han de permanecer siempre ligeras.

Se puede realizar el *Quinto ejercicio rítmico* hasta tres veces al día, pero no más (en general, con una vez es suficiente), y no conviene alargarlo más de siete respiraciones. El efecto es muy potente, y si se exagera, nos podemos quemar los dedos.

El principal efecto de este ejercicio es distribuir el fluido nervioso en las extremidades, con el fin de equilibrar las condiciones eléctricas en el cuerpo y despertar centros aún inactivos. Así, mejora el sentido del *tacto* y desarrolla la *transmisión de ideas*. Por eso, es aconsejable hacerlo antes de un trabajo que pide precisión y cuidado en los dedos o, en una palabra, tacto.

SEXTO EJERCICIO
DE RESPIRACIÓN RÍTMICA

Se trata de un ejercicio para el que se debe aprender a flexionar las rodillas. El principal objetivo del *Sexto ejercicio rítmico* es extender los circuitos del campo magnético, con el fin de despertar la actividad de la médula espinal, por donde se mueve el *estado del alma*, y ampliar el ámbito del pensamiento, aprender a razonar más lógicamente y a percibir con el sentido del sentimiento el mecanismo interno de nuestro ser y abrirnos a nosotros mismos, gracias a la vibración de las células cerebrales, un estado de conciencia y realización de que somos uno con Dios y con Dios de la Naturaleza.

Arrodíllate detrás de una silla, flexionando las dos rodillas a la vez; no te dejes caer sobre las rodillas, hazlo con cuidado, como en todos estos ejercicios. Colócate más o menos a unos dos pies de distancia de la silla, para poder apoyarte teniendo aguantando el respaldo con las dos manos.

Las manos, al igual que el cuerpo, están sin tensión; la columna vertebral está firme y recta, y la mirada se dirige en horizontal hacia el círculo negro o hacia la punta de la nariz.

Después de haber hecho el *Ejercicio preliminar de relajación y concentración*, inspira plena y profundamente y, al mismo tiempo, aprieta con fuerza el respaldo de la silla. Inspira todo el tiempo que puedas sin realizar ningún esfuerzo, repitiendo en tu interior estas palabras: «¡No te irás de aquí hasta que me bendigas!». Retén la respiración todo el tiempo que te sea posible y repite continuamente estas palabras: «¡No te irás de aquí hasta que me bendigas!», apretando al mismo tiempo con las manos el respaldo de la silla, pero sin tensar ningún otro músculo, como si todo el peso del cuerpo lo llevaras hacia las manos. El cuerpo se afloja cada vez más y se torna ligero. El pensamiento resuena dentro y se inserta en las profundidades del ser. El ser interior vibra. Después, mientras espiras durante siete pulsaciones, destensa progresivamente las manos. Vuelve a realizar el ejercicio hasta alcanzar los tres minutos como máximo.

Se puede hacer el *Sexto ejercicio rítmico* dos veces al día, por ejemplo, por la noche antes de acostarse.

Si no dispones de una silla apropiada, puedes llevar simplemente los brazos hacia adelante, sin tensarlos, con las manos a la altura del pecho, y apretar mucho los puños como en el *Segundo ejercicio* o, mejor, apretar un pedazo redondo de madera.

No te alarmes si una sensación de calor surge de la región del ombligo y se eleva a lo largo de la columna vertebral hasta la hipófisis y se extiende hasta las extremidades. Este calor particular está causado por la generación de fluido eléctrico en los ganglios nerviosos, y esta frescura que percibes en torno a ti se debe a los efluvios magnéticos que emanan de lo más profundo de tu ser.

El *Sexto ejercicio rítmico*, consolida al mismo tiempo la confianza en uno mismo, tranquiliza la mente y sitúa la razón bajo el control de la Infinita Inteligencia, que se ubica en el corazón. Este ejercicio es muy eficaz. Ten cuidado de no propasarte en la medida. Toda exageración es nociva y se opone al desarrollo armonioso del individuo. Tu inteligencia se abrirá; comprenderás cosas que ni siquiera sospechabas que existían y sabrás por qué «YO SOY es la Luz del mundo».

Hemos visto hasta ahora *seis* ejercicios rítmicos que podéis practicar, haciendo cada día al menos uno de ellos. Después de haberte entrenado sistemáticamente, realizando durante una semana el Primer ejercicio, una semana el Segundo y una semana el

Tercero, conocerás sus efectos y podrás emplearlos con buen juicio, con más variedad, tomando a veces uno, en otras ocasiones otro, o el mismo par tres o cuatro veces en un día, siguiendo las instrucciones que se han proporcionado.

Acuérdate de que no hay que realizar varios ejercicios de respiración rítmica seguidos; como máximo se pueden realizar dos, teniendo cuidado de elegir uno par y otro impar, como, por ejemplo, el primero y el segundo, el primero y el cuarto, el segundo y el tercero, el quinto y el sexto, etcétera. La razón es que los números impares tienen un efecto estimulante, mientras que los números pares tienen una acción calmante. Ésta es la razón por la que se prefiere realizar el primero, el tercero, el quinto y el séptimo por la mañana, mientras que el segundo, el cuarto y el sexto son maravillosos antes de acostarse.

Como en cualquier otro caso, comenzaremos por el principio, o sea, por el primer ejercicio, y, en primer lugar, con los ejercicios señalados en la introducción. Incluso si ya has practicado ejercicios respiratorios de un modo u otro, no creas por ello estás más adelantado y no intentes comenzar por el séptimo ejercicio antes de haber realizado los seis primeros de manera adecuada.

SÉPTIMO EJERCICIO DE RESPIRACIÓN RÍTMICA

Toma un recipiente o una palangana con un fondo plano bastante amplio como para poder extender las dos manos sin que se toquen. Vierte agua fría, no congelada, hasta alcanzar el hueso de la muñeca, sin cubrirlo por completo. En el medio, entre las dos manos, coloca una pieza de cobre o un botón oscuro. Extiende las manos hasta el fondo del recipiente, con los dedos separados. Mantén el cuerpo derecho y, si has de inclinarte un poco, no flexiones la columna vertebral. Mantén también el pecho abierto.

Centra la mirada en el objeto oscuro y, en esta actitud, realiza el *Ejercicio preliminar de relajación y concentración*. A continuación, inspira profundamente por las fosas nasales durante siete pulsaciones, *retén* la respiración tres o cuatro tiempos, y después junta los labios, con la lengua del todo plana en la boca, como si fueras a silbar.

Silba, si lo deseas. *Espira* por la boca todo el tiempo que te sea posible, silbando, y vacía los pulmones completamente. Luego inspira de nuevo por las fosas nasales y continúa así durante tres minutos. Permanece del todo liberado, con la mirada centrada sobre el punto oscuro, y observa en tu fuero interno la involución y la evolución de la respiración.

Después de limpiarte las manos, frótate de manera circular la palma de la mano, y después el reverso de la izquierda con la derecha; luego el reverso de la derecha con la izquierda, girando siempre hacia el interior. Continúa hasta que adviertas una sensación suave y aterciopelada en la epidermis.

Es conveniente aclararse a continuación la nariz aspirando un poco de agua salada y expulsándola por las fosas nasales o escupiendo.

Practica el *Séptimo ejercicio* una única vez al día, por la mañana cuando te levantes, antes de desayunar. Sentirás un suave calor en el sistema nervioso, que sube a lo largo de la médula espinal, con un cosquilleo agradable en la glándula pineal. Tu estado mental adquirirá cada vez más en claridad y lucidez.

El espíritu del hombre, emanación de la *individualidad* asentada en el corazón, se manifiesta gracias a la *respiración,* que actúa en los pulmones. Gracias a la actividad de la médula espinal, la *vida del alma* se da a conocer a los sentidos, en conexión con la concentración mental en la glándula pineal, actuando por medio de la *memoria.*

La *intuición* es este sentido por el cual percibimos espiritualmente una llamada, una orden, una directiva. Entonces: «Escucha… y sé consciente de… que Dios soy *Yo*». Recuerda que «el que oye las palabras del Yo y no las lleva a la práctica es similar a un insensato que construye su casa sobre la arena»… Ya sabes cómo acabará.

CONSEJOS
PARA LA SALUD

Para lograr y mantener la salud, prevenir enfermedades y acabar con ellas, la Naturaleza nos ha proporcionado unas cuantas reglas sencillas, que no sólo debemos conocer, sino también observar, si queremos que nuestras vidas se conviertan en un continuo estado alegría y éxito.

1. *Evita ingerir la misma comida: verduras y frutas con hueso, huevos y productos lácteos (queso) a menos que la hayas cocinado junta; diferentes tipos de albúmina (huevo, queso, legumbres, champiñones); productos harinosos (cereales, patatas, pasta).*

2. *Conténtate con dos comidas al día y, si es necesario, toma un pequeño desayuno.*

Desayuno:

Jugo de frutas o frutas frescas del país o exóticas, o frutos secos; copos de cereales crudos o un poco tostados; un poco de crema fresca o de almendras, si deseas un tonificante; una bebida caliente.

Comida:

Ensalada del tiempo con una rebanada de pan integral no fermentado; un plato de cereales; verduras estofadas, y una bebida caliente, si es necesario.

Cena:

Entrantes de la estación (verduras crudas, etcétera), ensalada o potaje; un plato de algo harinoso, cereales, verduras con huevo; una o dos verduras estofadas o al horno.

Para variar, puedes reemplazar en una de las comidas las ensaladas y verduras por frutas frescas y postres.

3. Evita, en la medida de lo posible, beber mientras comes, por eso empezamos las comidas con verduras frescas. Si es necesario beber, hazlo después de la comida.

4. Evita comer entre comidas, pero ten en cuenta que esta regla no es valida para los niños.

5. Para las ensaladas, simples o variadas, puedes utilizar lechuga, chicoria, endivias, espinacas, berros, cebolla, ruibarbo, espárragos crudos (en poca cantidad), eneldo, cebollino, perejil, apio, perifollo y todas las hierbas y las flores silvestres (violetas, capuchinas, pétalos de rosa), cebollas, coles, tomates, pepinos, pimientos, col, rábanos de diferentes tipos, remolacha, zanahorias, apio, nabo, las raíces crudas y ralladas. No hay que comer más de una especie de raíz cruda a la vez.

Salsas:

Aceite de oliva o de limón. Para variar, se puede emplear vinagre cocido, curry, pimentón o mostaza en polvo, comino con sus raíces. A falta de aceite de oliva, se puede emplear cuatro o cinco olivas negras.

6. No cocines los vegetales en agua. Consúmelos asados al horno o estofados a fuego lento, en su propio jugo, con un poco de aceite o mantequilla. No cocines las verduras con mantequilla fresca.

7. Elige los productos de temporada y mantente en armonía con la temperatura y el clima del lugar.

En primavera y en verano:

Toma muchas ensaladas, verduras y fruta fresca. Evita las comidas pesadas o calientes, las sopas, los fritos y los gratinados.

En otoño y en invierno:

Toma alimentos calientes y nutritivos, aunque no debes olvidar tomar una ensalada diaria.

8. Usa sólo productos de primera calidad y en perfecto estado de conservación. O bien frutos y legumbres secas. Evita, si es posible, conservas, extractos, etcétera.

9. Acostúmbrate a dejar de comer pan blanco u otras levaduras, así como pasta blanca o leche cocida, ya que engordan y no alimentan; asimismo, deja de ingerir azúcar, sal, vinagre o pimienta cruda. Aprende a conocer las especias aromáticas y las hierbas beneficiosas.

10. No te fuerces ni fuerces nunca a un niño a comer sin apetito. Espera hasta que el hambre vuelva de forma natural.

11. Pon un poco de variedad en la alimentación, no obligues a todos a comer lo mismo. No todo conviene a todos, sino que depende del temperamento, del estado de salud, del tipo de ocupación y de la edad. Los niños necesitan más alimentos que los adultos. En la pubertad, evita las cosas calientes, los huevos y el queso en particular. En la vejez, con muy poca comida es suficiente.

12. Come todos los días algo crudo, ensalada o fruta, preferentemente con el estómago vacío, para ayudar a eliminar los residuos y la restauración de los tejidos.

13. *Evita caer en la pedantería, pero mantente firme en estos principios.*

Ni que decir tiene que estos consejos son para personas que ya han hecho suyo el lema de Zoroastro: «La pureza, el Bien Supremo», y han excluido de su dieta la carne (el pescado también es carne) y todo lo que proviene de cadáveres.

ÍNDICE